AF395406

Treine-se até à elegância

Perder peso com sucesso - emagreça passo a passo.

Mark Besser

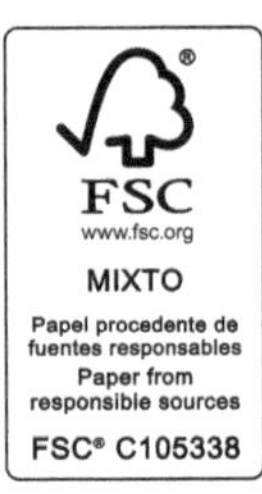

© Mark Besser 2021– 2nd Edition

Impreso y editado por Books on Demand GmbH
info@bod.com.es - www.bod.com.es
Impreso en Alemania – Printed in Germany

ISBN: 978-8-4137-3480-4

Introdução

Ao utilizar este livro, você aceita este aviso legal na íntegra.

Nenhum conselho

O livro contém informações. As informações não são conselhos e não devem ser tratadas como tal.

Se julga estar a sofrer de alguma condição médica, você deve procurar assistência médica imediata. Você nunca deve adiar a procura de aconselhamento médico, desconsiderar o aconselhamento médico ou descontinuar tratamentos médicos baseado na informação do livro.

Sem representações ou garantias

Na extensão máxima permitida pela lei aplicável e sujeita à secção abaixo, nós excluímos todas as representações, garantias e compromissos relacionados com o livro.

Sem prejuízo da generalidade do parágrafo anterior, nós não representamos, realizamos ou garantimos:

- que a informação no livro é correta, precisa, completa e não enganosa;

- que o uso da orientação no livro irá levar a qualquer determinado desfecho ou resultado.

Limitações e exclusões de responsabilidade

As limitações e exclusões de responsabilidade estabelecidas nessa secção e noutras partes deste aviso: estão sujeitas à secção 6 abaixo; e governam todas as responsabilidades decorrentes do aviso ou em relação ao livro, incluindo responsabilidades decorrentes de contrato, por ato ilícito (incluindo negligência) e por violação do dever estatutário.

Nós não seremos responsáveis perante você em relação a quaisquer perdas decorrentes de qualquer evento ou eventos além do nosso controle razoável.

Nós não seremos responsáveis perante você em relação a quaisquer perdas comerciais, incluindo, sem limitação, perda de ou danos nos lucros, rendimentos, receitas, uso, produção, poupanças antecipadas, negócios, contratos, oportunidades comerciais e património de marca.

Nós não seremos responsáveis perante você em relação a qualquer perda ou corrupção de quaisquer dados, bases de dados ou software.

Nós não seremos responsáveis perante você em relação a quaisquer danos ou perdas consequentes, indiretas ou especiais.

Exceções

Nada neste aviso deve: limitar ou excluir a nossa responsabilidade pela morte ou danos pessoais resultantes de negligência; limitar ou excluir a nossa responsabilidade por fraude ou representação fraudulenta; limitar qualquer uma das nossas responsabilidades de uma forma que não é permitida ao abrigo da lei aplicável; ou excluir qualquer uma das nossas responsabilidades que não podem ser excluídas ao abrigo da lei aplicável.

Divisibilidade

Se uma secção deste aviso for determinada por qualquer tribunal ou outra autoridade competente como sendo ilegal e/ou inaplicável, as outras secções deste aviso continuam em vigor.

Se qualquer secção ilegal e/ou inaplicável for legal ou aplicável se uma parte for eliminada, essa parte será considerada para eliminação e a restante secção irá continuar em vigor.

Lei e jurisdição

Este aviso será regido e interpretado em concordância com as leis suíças e quaisquer disputas relacionadas com este aviso estarão sujeitas à jurisdição exclusiva dos tribunais da Suíça.

10

Se fosse magro o que mudaria na sua vida?

Introdução

Na minha prática como treinador, muitas vezes tenho que lidar com pessoas que estão em desespero. Já tentou todas as dietas disponíveis. Muitas delas até eram mesmo prejudiciais.

Pessoas que sofrem de obesidade, muitas vezes vivem rejeição e preconceitos. Estatísticas demonstram que pessoas com excesso de peso - mesmo com melhores qualificações - muitas vezes têm menos oportunidades de carreira e em média, ganham significativamente menos do que alguém com "peso normal". Mesmo na sua vida privada e quando se trata de encontrar parceiros, muitas pessoas com excesso de peso têm problemas. Na verdade, muitas vezes isto acontece devido ao preconceito de terceiros, mas por vezes deve-se à imagem que muitas pessoas obesas têm de si mesmas. Muitas - com base em suas experiências passadas – têm baixa autoestima e autoconfiança.

Como treinador, estou ciente de que perder peso não está apenas relacionado com a perda de calorias, gordura e hidratos de carbono. Se alguém é incapaz de se adaptar aos seus ideais, crenças e objetivos não tem chance de reduzir o seu peso a longo prazo.

Com este livro, não posso e não irei substituir o acompanhamento de um profissional ou qualquer outra forma de apoio. Um aspecto importante para beneficiar deste tipo de apoio é a atenção humana e que, infelizmente, não posso oferecer-lhe através de um produto de mídia. No entanto, com este livro posso dar-lhe o primeiro importante empurrão na "direção certa". Isso permitirá que tome novas medidas, com ou sem a ajuda de outros profissionais.

Para mim, é um imperativo que este livro não seja baseado em uma dieta em particular. Na verdade, uma dieta não é necessariamente um pré-requisito.

Pelo contrário, juntos estamos a trabalhar na sua motivação para perder peso. Se o desejo de perder peso é muito grande, pode conseguir atingir o peso desejado, com ou sem dieta.

Desejo-lhe todo o sucesso possível,

Mark Besser

Treino de Peso

Quando treino clientes, pergunto-lhes sempre a mesma coisa no início:

- Qual o seu peso desejado?
- Como ou o que vai mudar na sua vida assim que o conseguir? -Por favor, explique-me um dia normal na sua vida quando atingir o seu peso desejado.
- Quais são as vantagens, quando atingir o seu peso desejado?
- Quais são as desvantagens, quando atingir o seu peso desejado?
- Está disposta a aceitar as vantagens e desvantagens e está disposto a trabalhar para este objetivo do fundo do coração.

À primeira vista, essas perguntas parecem ser simples e fáceis de responder. No entanto, quando se trata das desvantagens, os meus clientes muitas vezes deparam-se com alguns problemas. Vamos olhar para cada pergunta mais detalhadamente:

Qual o seu peso desejado?

Sinto que muitas pessoas sabem exatamente aquilo que não querem, mas têm muita dificuldade em articular aquilo que desejam alcançar. Bem, a primeira razão, por que é tão difícil para a maioria das pessoas atingir o seu peso de sonho.

Muitas pessoas falharam em dietas tantas vezes que não querem envergonhar-se mais uma vez através da formulação de um novo alvo; Nem mesmo por eles próprios. Não querem arriscar a possibilidade de um novo falhanço. (Novamente!) O que estas pessoas não parecem saber é que se não definirem metas para si mesmas, nunca poderão alcançá-las.

Treino de Peso só pode ser bem sucedido se as pessoas conseguirem formular objetivos claros, mantê-los e quererem alcançá-los.

Escreva o seu peso desejado, o peso que deseja alcançar, em um grande pedaço de papel com letras bem grandes.

Como será a sua vida após atingir o seu objetivo?

Se o alvo está claramente definido, o próximo passo é dar vida ao seu destino. Este objetivo deve inspirá-lo; ajudá-lo a suportar, mesmo que surjam contratempos.

Quanto mais detalhadamente conseguir imaginar como será a sua vida depois de atingir o seu peso de sonho, mais ficará atraído. Sonha com o dia em que a sua balança indicará o número que representa o objetivo por que tanto tem lutado? Imagine-o. Escreva-o. Enquanto treinador, eu peço sempre aos meus clientes, para que elaborar um quadro ou uma colagem de que como seria a sua vida após a atingirem o seu objetivo, que que escrevam como seria um dia da sua nova vida. Faça isto de uma forma colorida e vívida, tanto quanto possível. Exageros não são um problema.

A minha experiência mostra que esses clientes, que se dedicam a esta tarefa irão atingir o seu objetivo, aqueles que não, raramente - ou mesmo nunca - chegam lá.

Crie uma imagem (pintura ou colagem) sobre a sua nova vida. Descreva um dia na sua nova vida tão vívido e colorido quanto possível. Não será uma produção artística,

mas algo que representa uma visualização do seu futuro.

mas algo que representa uma visualização do seu futuro.

Quais são as vantagens, quando atingir o seu peso desejado?

Esta é uma continuação da pergunta anterior, mas neste caso, é mais sobre os fatos. Quais são os benefícios e como se representam? Enquanto a questão da mudança e a descrição da nova vida apelam ao nível emocional, esta pergunta é sobre os aspectos lógicos e, portanto, inclui algum pensamento abstrato.

Crie uma lista de palavras-chave para todas as vantagens que terá agora e no futuro, depois que atinja o seu peso desejado.

Quais serão as desvantagens, quando atingir o seu peso desejado?

Esta pergunta pode parecer surpreendente. Como poderia haver desvantagens se já não precisa de exibir o seu excesso de peso? O que poderia estar errado depois de finalmente atingir o seu peso desejado? No entanto, poderia colocar esta questão de uma outra forma: "Qual é a vantagem de estar acima do peso?"

Na verdade, responder honestamente a esta pergunta é essencial para o sucesso da sua dieta. Não há quase nenhuma pessoa obesa cujo excesso de peso não traz uma vantagem. Deixe-me dar-lhe alguns exemplos da minha prática. Claro, todos estes exemplos são muito simplistas. Pessoas e os seus motivos são frequentemente muito complexos. No entanto, isto deve ser suficiente como ponto de partida para a sua própria reflexão.

- Após sofrer de abusos, Anne literalmente "comeu uma armadura." Para ela, a obesidade é um escudo. Muitos homens acham-na menos atraente e, portanto, será mais provável que a deixem em paz. Além disso, ela pode esconder-se do mundo atrás deste escudo.
- Paul come por aborrecimento - se ele não tem nada para fazer, um saco de batatas fritas enquanto assiste a televisão oferece-lhe uma experiência prazerosa e algo para fazer ao mesmo tempo.
- Markus foi gravemente ferido em um acidente desportivo ainda jovem. Agora, o seu excesso de peso salva-o de participar em desportos novamente, arriscando um ferimento e sofrer ainda mais dor.

- Roger come sempre que está com dores. Comer conforta-o e dá-lhe sentimentos prazerosos.

- Margrit aprendeu quando era criança que tinha sempre que comer tudo o que estava no prato dela. Quando o fazia, era recompensada - caso contrário, era repreendida. A mãe dizia-lhe que era ingrata e que havia muitas pessoas com fome no mundo. Hoje, Margrit ainda se sente bem quando esvazia o seu prato - mesmo que seja mais do que o que seria saudável para ela.

- O parceiro de Jana gosta de mulheres obesas. Ele diz muitas vezes que não sente desejo por "esqueletos". Jana tem medo que o possa perder se ela perder peso.

- Max cresceu em uma família onde todos estão acima do peso. Enquanto isso, ele gostaria de perder peso, mas será que a sua família o aceitaria? Isso não magoaria os seus entes queridos?

Estes são apenas alguns exemplos aleatórios. Cada um dos meus clientes tem razões diferentes e muito frequentemente, existem várias razões. Outros têm (mais ou menos) medo de como a sua vida seria se já não tivessem excesso de peso. O que diria as sua família e amigos? O que mais poderia estar a acontecer? Têm medo do desconhecido e de todas as coisas que podem acontecer. Muitos dos seus motivos são difíceis de compreender para os desconhecidos. Os seus motivos podem ter desenvolvido ao longo de anos; e já passaram décadas sem serem questionados.

Um passo importante em qualquer programa de perda de peso é que leve em conta e comece a entender as suas próprias preocupações e barreiras. São uma razão importante que motivam o seu excesso de peso. Só se levar esses obstáculos seriamente e trabalhar neles, pode então atacar o seu problema – o excesso de peso.

- *Escreva todos os benefícios que recebe com o seu excesso de peso.*
- *Escreva todas os pontos positivos (os reais e potenciais), ao atingir o seu peso ideal.*
- *Escreva todos os benefícios que as pessoas em seu ambiente têm (família, amigos, vizinhos, colegas), com o seu excesso de peso (reais, suspeitas e medos).*
- *Escreva todas as desvantagens (reais, suspeitas e medos) que as pessoas ao seu redor teriam se atingisse o seu peso de sonho.*

Agora tem tudo o que precisa para tomar uma decisão. Benefícios e desvantagens – ambos, suspeitas e reais. Tem uma ideia de como seria se alcançasse o seu objetivo. Considere com cuidado se está disposta a suportar os custos de atingir o seu objetivo. Agora decida! Se a decisão for "Sim", então deve continuar a trabalhar ao longo deste livro.

Considerando que, se sua decisão for "Não", então pelo menos conseguiu algumas informações valiosas. Talvez, depois ter cumprido alguns dos obstáculos ou talvez encontre um motivo mais atraente que o faça votar a tentar.

Se decidiu empenhar-se em conseguir o seu peso de sonho, escreva o seguinte em uma grande folha de papel.

Título: O meu objetivo é:... quilos

Quando chegar ao meu peso de sonho, a minha vida vai ficar assim:

Depois de atingir o meu peso ideal, terei as seguintes vantagens:

Por isso, vou aceitar as seguintes desvantagens, e vou trabalhar para compensar estas desvantagens:

O meu objetivo é chegar ao meu peso de sonho de... quilos ate... (data específica) ou anterior.

Escreva tudo à mão. Se quiser, também pode desenhar algumas imagens. Agora assine este documento e mantenha-o em um lugar de fácil acesso, no caso de o querer ver de novo.

Qual é o seu caminho?

Até agora determinou o seu peso ideal, o seu objetivo. Decidiu também quando quer alcançar este objetivo, por que está a fazer este esforço de perder peso e quais serão os seus custos emocionais.

 Agora vem o próximo passo. O objetivo é definir o caminho. Eu sou um treinador e não um nutricionista. Portanto, eu não vou propor quaisquer medidas concretas ou dietas. Estão disponíveis dezenas de opções, e muitos delas são um sucesso. Existem também um número interminável de livros disponíveis. No entanto, uma dieta em particular pode não ser o caminho certo para si. Talvez no seu caso, passa tudo por corrigir determinados hábitos. Portanto, poderá perder peso de forma um pouco mais lenta, mas o seu sucesso será mais duradouro. Ou talvez queira praticar mais exercício físico, e acima de tudo mais regularmente.

A minha experiência mostra que a maioria das pessoas tem uma ideia de como poderão ajustar o seu peso. A dificuldade passa por realizar o plano passo a passo.

Se não tem realmente nenhuma um método adequado, talvez queira considerar as seguintes sugestões ao escolher a forma de progresso:

- Muitas dietas baseiam-se em deficiências nutricionais, que é particularmente o caso de dietas que se baseiam em um único alimento. Logo após terminar a dieta, vai "comer normalmente" novamente e então colocar e volta todos os quilos perdidos novamente.

- Perder peso através de pós milagrosos é muito perigoso - especialmente se vêm de alguns fabricantes desconhecidos internacionais. Intolerâncias, efeitos colaterais, etc. podem ser difíceis de prever.

- Dietas que não incluem uma boa adaptação nutricional, que vão além da dieta são, na maioria dos casos, dificilmente sustentáveis.

- Cada vez mais fornecedores de produtos de dieta não têm a formação necessária sobre o corpo e saúde. Muitos estão apenas a «gabar-se de algo muito generalizado». Quer colocar a sua saúde nas mãos de amadores?

- Qualquer dieta deve garantir que a sua ingestão de vitaminas, minerais e oligoelementos seja suficiente. Porque como come menos, é importante que as obtenha por outras vias; especialmente ao atravessar o "stress de dieta».

- No entanto, se a dieta não é para si e decidir apenas ajustar a sua ingestão de alimentos e exercitar mais – é uma boa ideia. No entanto, esteja ciente, alcançar o seu objetivo levará mais tempo (mas também será mais duradouro).

Antes de iniciar qualquer dieta, fale com um especialista. Eles estão melhor preparados para alertá-la sobre quaisquer problemas ou riscos existentes.

Tomar o primeiro passo

Depois de ter decidido como atingir o seu peso de sonho com sucesso, a sua próxima tarefa é dar o primeiro passo.

De um ponto de vista do pensamento, isto parece trivial. No entanto, muitas vezes acontece que pessoas obesas têm uma certa ideia daquilo que querem atingir, mesmo que essa ideia seja frequentemente muito vaga e mal formulada. A maioria das pessoas também sabe como eles poderiam conseguir este objetivo.

No entanto, não fazem nada, e para os outros isto parace como se eles estivessem congelados, como um coelho preso nos faróis, esperando que algo aconteça.

Vamos refletir sobre isto juntos. Se deseja atingir o seu peso de sonho,... qual o primeiro passo que deve tomar? Isto poderia ser uma única ação, que poderia ser feita em poucos minutos. Por exemplo, poderia retirar alguns itens do seu armário e dar para a caridade ou, pelo menos, movê-los para fora de alcance. Pode também comprar pilhas novas para a sua balança pessoal - ou balança de cozinha. Talvez não levaria mais do que uma vez mais cuidadosamente lendo um livro sobre sua dieta preferida e escrever tudo o que precisa comprar.

Consegue ver a armadilha que o subconsciente constrói para muitas pessoas? Qualquer um pode ser tentado a compilar um projeto completo sobre "perda de peso" e aprimora-lo até ele pareça «leve» ou até perder toda a motivação permanentemente?

É exatamente isso que eu peço para não fazer! Mesmo se fosse concebível que pudesse haver outro primeiro passo ainda melhor. Se o primeiro passo a coloca na direção certa, então vale dá-lo. Agora!

Difícil? Para alguns muito difícil para os outros não. Se foi fácil para si, então seguir direto para o próximo capítulo. Parabéns, está no caminho certo. Se não foi assim tão fácil para si, vamos trabalha juntos por mais algum tempo.

Ainda assim, parece que algo está a puxá-la para trás? Vamos levar isto a sério. São exatamente estas resistências que precisamos encontrar e trabalhar.

As Resistências

Pegue em uma folha de papel e escreva tudo o que lhe impede de dar o primeiro passo. Seja razões concretas, que podem ser justificadas logicamente, ou apenas sentimentos, talvez ansiedade. Na minha prática, ouvi as seguintes respostas. No entanto, para si pode ser bastante diferente e o que mostro aqui são apenas exemplos:

- Medo do fracasso, não completando dieta.
- Medo de envergonhar-me se "não puder fazê-lo."
- Medo de que esta possa não ser a dieta correta.
- No passado, eu percebi que a dieta me deixa deprimida e no geral eu não me sinto bem. Não quero arriscar a possibilidade de um novo falhanço.

- Se eu fizer isto, e eu sou bem sucedida, estou a admitir que o deveria ter feito há muito tempo. Sou o único culpada pelo meu excesso de peso.
- ...

Apenas escreva tudo o que vem à mente. É a única que nunca vai ver essa lista. Apenas deixe fluir. Não avalie ou julgue. Basta escrever uma coisa a seguir à outra até que tenha a sensação que já listou tudo o que a está puxando para trás.

Se, por qualquer motivo tiver escrito problemas, por exemplo, de saúde, o seu primeiro passo deverá ser esclarecer isso com o seu médico. No entanto, se as suas preocupações estão mais no campo da ansiedade, insegurança, etc. é tão importante levá-los a sério. Ainda assim, vamos tentar algo. Isto pode ajudar em muitos casos, mas se não ajudar, talvez precise de ajuda de um treinador.

Para cada uma das seguintes frases, escreva duas declarações positivas, sobre como iria beneficiar com a dieta. Por exemplo, "Estou com medo de falhar" pode virar, "Mostrar a todos que já me provocaram que consigo fazê-lo."

Este exercício não é sobre resolver quaisquer problemas. O objetivo é mudar a sua perspectiva. A dieta e a perda de peso podem estar ligados a muitos pensamentos negativos. Escrevendo abaixo ligações positivas, irá redirecionar a sua perspectiva para oportunidades, e, portanto, ganhará força.

Pode ser que isto até seja o suficiente para si. Se não, continue a fazendo isso durante a sua dieta, até que quaisquer dúvidas desapareçam. É fundamental que faça este exercício de escrita. Envolva-se com todos os seus sentidos; uma vez quando as escreve e a segunda vez que quando as lê novamente. Se ainda quiser aumentar o efeito, pode ler todos em voz alta. Portanto, também envolve o seu sentido de audição, que vai estabelecer um outro caminho no seu cérebro.

Se estiver pronta, dê o primeiro passo e passe para o próximo capítulo.

Agora tem um objetivo formulado e deu o primeiro passo. Talvez tenha sido fácil para si, e até já deu mais alguns passos. Talvez, é difícil para si e está ansiosa sobre o que pode acontecerá quando acabar o primeiro entusiasmo sobre a sua dieta e a sua vida cotidiana com as suas tentações, dificuldades e decepções.

E se tiver um momento de fraqueza? Então provou que não o pode fazer?

Na verdade, a perseverança é para a maioria das pessoas que estão a tentar atingir um objetivo, o aspeto mais difícil. Assim, não importa, se, como um representante de vendas, está tentando alcançar um acordo ou se uma pessoa obesa atravessa com uma dieta já começou.

Isso não tem nada a ver com fraqueza, mas é bastante razoável. Estamos habituados a certos comportamentos, e muitos deles há muito tempo que se tornaram automatizados. Repetidamente, clientes descrevem-me como, inesperadamente, encontram-se ali, com um deleite na sua mão (ou mesmo em suas bocas), querendo saber de onde veio.

Na verdade, os seres humanos têm uma tendência a automatizar as coisas. O seu funcionamento é simples. Muitas pessoas têm esta experiência quando estão a ver televisão, que uma "bomba pode explodir ao lado deles" sem eles notarem. Outro exemplo é conduzir um carro. Pergunte a qualquer motorista; escolha outra viagem, então, pergunte-lhe se um certo semáforo estava no vermelho, quanto tempo ele teve que esperar, ou se ele poderia seguir de imediato. Mesmo um motorista experiente dificilmente será capaz de lhe dar a resposta correta imediatamente.

Se tem uma recaída, isso não tem nada a ver com culpa. No entanto, isso também não significa que deva aceitá-la. É importante que conscientemente se ajuste ao seu novo estilo de vida. Isso é o que significa perder peso. A contagem de calorias reduzida é mais ou menos o efeito colateral, que resulta deste ajuste. Portanto, se tiver uma recaída, pode ficar com raiva, mas sob nenhuma circunstância deixe-se ser desencorajado ou descontinue a sua dieta.

De Motivação, motivação, motivação

Alguma vez teve sucesso em algo onde se surpreendeu a si mesmo, e às pessoas ao seu redor, que pensavam que nunca seria capaz de conseguir tal feito? Em situações excepcionais, as pessoas são capazes de fazer coisas, que, de outra forma, parecem impossíveis. Na maioria dos casos, isso está relacionado com a motivação; Temos que alcançar uma meta.

Sem dúvida está (mais ou menos) motivada para resolver o seu problema de peso. Caso contrário, é improvável para compre este livro e, em seguida, leia e trabalhe através do capítulo anterior. [1]O desafio agora é manter

---

[1]Neste contexto, gostaria de sublinhar a palavra "trabalhada". Várias vezes vejo pessoas com a intenção de perder peso. Elas compram montes de livros, e leem mesmo alguns deles, no entanto, não perderam peso. Em muitos casos, isto está ligado ao facto de, leem os

esta motivação a longo prazo. Na verdade, o desafio não é assim tão grande, se considerar que cada comportamento se torna automatizado se o mantermos através de 3-4 semanas. Em muitos casos, a obesidade está muito relacionada com essas ações prejudiciais automatizadas. Se, por outro lado, conseguir implementar comportamentos programados positivos, apoiando o seu programa de perda de peso, o progresso será muito mais fácil.

Por esse motivo, vamos trabalhar a sua perseverança.

---

livros, então, quando estão prontas para perder peso, sabem o que fazer. No entanto, perder peso tem pouco a ver com o que «sabe» e mais com o «que faz». Faça um favor a si mesma e trabalhe com o livro, bem como com o seu peso. É mais provável que se apenas saber a teoria de como nadar, provavelmente se afoga se cair em um rio. Por outro lado, um mau nadador, quem não sabe exatamente tudo, tem muito mais chances de sobreviver.

Como perseverar

Mostrou que quer perder peso. No entanto, provavelmente sabe de experiência passada que mesmo com um grande projeto "vida vem nas entrelinhas" e lança todos os tipos de obstáculos em seu caminho, como se estivesse a testá-la.

Escorregões e contratempos são normais. Eventualmente, poderá notar que já teve um copo de vinho ou cerveja antes de ficar ciente disso. Mesmo que tenha prometido deixar completamente as bebidas alcoólicas super calóricas. Na verdade, essas situações são muito críticas. Algumas pessoas vão levar isso como uma oportunidade de deixar a sua dieta porque não fazem isso de qualquer maneira. Como alternativa, bebem um segundo copo, pensando que hoje já está "perdido". No entanto, amanhã "Estarei particularmente boa outra vez."

Vamos ser honestos uns com os outros! Às vezes todos nós cometemos erros: você, eu e todos os outros seres humanos. Agora cabe a si determinar se deseja aprender com os seus erros e reduzi-los tanto quanto possível, ou se deseja tomá-los como uma desculpa para não conseguir o seu objetivo. Decida sozinha.

Uma ferramenta importante na luta contra a desistência - especialmente em situações difíceis - é o trabalho constante na sua motivação. De facto, o termo motivação é usado incorretamente de forma frequente. Diz-se que os supervisores devem motivar os seus empregados enquanto alguns treinadores de sucesso e formadores ganham muito dinheiro, a motivar as pessoas. Não acontece raramente isso nos chamados «eventos hooah» , onde os participantes muitas vezes saem em um frenesi (não sem comprar alguns livros, CDs ou vídeos, que, na verdade, a maioria deles nunca vai usar).

Isto não tem nada a ver com motivação sustentável, mas é puramente um efêmero. Como ficaria de semelhante forma após uma partida de futebol ou um concerto. (Talvez com uma orientação ligeiramente diferente). Através da dinâmica de grupo e alguns métodos de embalagem, o corpo é encorajado a liberar um cocktail "motivador" de neurotransmissores. No entanto, assim que isto termina, a euforia acaba também. Isto não tem nada a ver com a motivação real. Na realidade, há apenas uma pessoa que pode motivá-la e essa é você. Portanto, ensinar aos supervisores como motivar os seus funcionários é a abordagem errada – na maioria dos casos, seria suficiente não os desmotivar.

Para a maior parte, precisamos de motivação para suportar a mudança de dieta. Após 3-4 semanas, desde que a dieta seja mantida de forma correta, essa alteração será automatizada.

A literatura muitas vezes descreve a motivação como um produto de importância e expectativa de sucesso.

Importância X expectativa de sucesso = motivação.

O que significa isto? O que diz que estamos motivados, se estamos dispostos a trabalhar para o destino desejado, desde que o resultado é importante e também supor que podemos alcançar isto?

Por exemplo, poderá estar sonhando em namorar com uma estrela de Hollywood. Está a sonhar com isto dia e noite, e os cartazes dela cobrem as suas paredes. Contanto que não acredita que realisticamente pode alcançar este objetivo, a sua motivação e todos os outros esforços que a este respeito, continuarão a ser minúsculos.

Por outro lado, mesmo se estiver certa de que pode escalar uma montanha, ainda, que não é importante para si, é pouco provável que deixe a sua casa.

Vamos aplicar esta fórmula ao nosso problema de peso.

Aplicação:

- Numa escala de 1-10, quão é importante para si alcançar o peso que idealizou? (1 significa sem importância, 10 extremamente importante).
- Numa escala de 1-10, quão acredita que pode alcançar o seu objetivo desta vez?

- Agora multiplique os dois valores. Se escolheu 10 em ambos os casos, então tem 10 x 10 = 100% motivação. Na maioria dos casos, vai chegar a um valor inferior a 50%.

Se tudo se resume à motivação e com isso a probabilidade para atingir o objetivo desejado, então nós precisamos trabalhar em ambos. Precisamos de trabalhar na "importância" e "expectativa" para aumentar o seu valor. Embora a questão da importância já esteja clara para si, caso contrário tinha adquirido este livro (e provavelmente muitos outros também) e está a ler agora. No entanto, é esta "importância" suficiente para levá-la através do processo de emagrecimento.

A importância

Podemos melhorar a nossa percepção sobre a importância de qualquer projeto de maneiras diferentes. Os mais promissores que vêm em três categorias:

- A ligação
- A perda
- O ganho

A ligação

Quando falamos sobre a ligação, queremos dizer conectar o seu objetivo com outros objetivos importantes na sua vida e "encaixar", por assim dizer, na sua motivação.

Qual é a coisa mais importante na sua vida? Tome alguns minutos e escreva-a. Além disso, adicione, porque isso é importante para si.

Como se encaixa nesse relacionamento a sua perda de peso? Por exemplo, uma mulher disse-se, que o seu sonho era tornar-se mãe. No entanto, por causa do seu excesso de peso isso era impossível. Aqui, a conexão foi bem clara. Em outros casos, a conexão pode não ser imediatamente aparente? Se não houver nenhum, vá para o segundo mais importante objetivo na sua vida.

Agora, depois de pode ver que o contexto do que é mais importante na sua vida (marca um 10) – quão importante é o seu objetivo agora. Escreva uma pontuação entre 1-10.

Em seguida, leve algum tempo e escreva como alcançar o seu objetivo vai apoiá-la em alcançar (ou manter) o seu peso-alvo. Escreva, pelo menos, cinco aspectos. [2]Agora

---

[2]Se os seus objetivos na vida mutuamente excluem ou

verifique o resultado do objetivo mais uma vez. O valor de (1-10) mudou?

Vamos continuar a trabalhar para este objetivo nas próximas dimensões. Por favor, mantenha as suas anotações.

A perda

O segundo aspecto, que precisa ser considerado quando se olha para reforçar a importância de seu objetivo, é a perda.

Faça uma nota de cada aspeto negativo que teria na sua vida se não atingir sua meta (não agora nem depois). Se ler o que escreveu e imaginar esses efeitos, como se sente? Será que atingir a sua meta ganhou importância?

---

prejudicam um ao outro, deve pensar sobre isto, qual objetivo deve seguir. Se está a tentar alcançar ambos, irá gastar muita energia e não terá muito sucesso.

Na verdade, as pessoas respondem a fatores muito diferentes. Alguns tendem a reagir aos potenciais resultados adversos enquanto outros são mais orientados ao sucesso.

O ganho

Como terceiro e último aspecto, vamos considerar quanto tiraria proveito de alcançar a sua meta. Agora escreva todos os possíveis efeitos positivos e em seguida, verifique qual o impacto que têm sobre a sua motivação.

Havia uma intenção muito consciente de escrever tudo isso. Por um lado, sempre que viva um período de "baixa motivação" pode voltar a ler as suas listas. Por outro lado, é a sua tarefa adicionar continuamente para aspetos as estas três categorias. Idealmente, em uma base diária, adicione pelo menos um aspecto de cada um desses três elementos. A razão para isto é, ensinar o seu cérebro a se programar para "emagrecer".

A expectativa de sucesso

Agora vamos verificar segundo fator, a expectativa de sucesso. Depois de falarmos sobre como reforçar a importância dos seus objetivos e consciência para alcançar o seu objetivo, vamos trabalhar na sua confiança.

Como podemos avaliar as suas chances de sucesso? Claro, aqui podemos levar várias abordagens diferentes. Estatisticamente, no entanto, as suas chances de sucesso são mínimas. Afinal, a maioria das pessoas a tentar perder peso têm-no feito há anos, alguns até mesmo por décadas e falharam. Por que haveria de conseguir algo que já falhou inúmeras vezes anteriormente?

No entanto, também poderia argumentar que nunca tenha tido um maravilhoso livro de apoio e em nenhum momento antes estava tão motivada para alcançar seu objetivo. Por esse motivo, poderia assumir a expectativa de sucesso muito alta.

O fato é que em ambos os casos, estava correta e estaria certa no futuro. Sejam quais forem as suas expectativas, a probabilidade de que elas serão cumpridas é bem mais de 50%.

Como é possível? Isto está relacionado com um conceito, que nós geralmente não suspeitaríamos de um livro sobre a perda de peso. Trata-se de "fé". Não de acreditar em um ser superior em particular no Pai Natal, mas antes na nossa capacidade de acreditar em certas coisas e, portanto, dando-lhes uma realidade. Aqueles que acreditam com todo o seu coração em alguma coisa, vão sempre encontrar um argumento para confirmar e fortalecer a sua fé.

Isto é devido à percepção seletiva do nosso cérebro. A cada segundo, o nosso cérebro leva um enorme número de impressões. No entanto, somente aqueles de importância chegarão à nossa consciência. Percepções, que são consideradas como sem importância e não se encaixam na nossa maneira de pensar são filtradas. Portanto, deve ser o nosso objetivo programar os seus "filtros" de uma forma para que o deixe em todas as informações com dá-lhe a confiança necessária para alcançar seu objetivo, enquanto, por outro lado, filtra tudo o que seja contra o seu objetivo. Ao longo do tempo, podemos alcançar esses filtros para trabalhar de uma forma, para filtrar todas as informações que não suportam a realização dos nossos objetivos e, em vez disso, trazer todas as informações que o apoiam. "Idealmente" a sua consciência será programada de forma a que «recuse» uma oferta de chocolate, mas reforça o seu desejo de uma salada fresca.

Fortalecendo a sua expectativa de sucesso

Escreva o que precisa de fazer para alcançar o seu objetivo de peso. Quão acredita que pode resolver este problema? (Avalie novamente em um valor de 1-10).

Agora escreva qual o seu maior medo, que a impede de alcançar o seu objetivo. O que a faz duvidar de que pode alcançar o seu objetivo?

Escreva pelo menos 10 razões, que indicam que pode alcançar o seu objetivo. Liste habilidades, oportunidades, recursos, etc., que a apoiam a atingir o seu objetivo.

Agora de mais um passo pequeno em direção ao seu objetivo. Já definiu como isto funciona. No entanto, quando descobrir um método melhor, pode ajustar a sua abordagem. A única coisa importante é que se aproxime do seu objetivo passo a passo.

Se concluiu vitoriosamente esta etapa, então alcançou duas coisas. Por um lado, está um passo mais perto do seu objetivo, e em segundo lugar, percebeu que é realmente capaz de aproximar-se com êxito do seu objetivo passo a passo.

Muito bem. Já o fez uma vez. Agora, o que seria o próximo passo lógico? Aqui, mais uma vez, estamos a lidar com pequenos passos. Dê mais alguns pequenos passos. Afinal, agora pode conseguir cada vez mais destes pequenos passos. Acredita em si mesma? Cada etapa a leva um pouco mais perto do seu objetivo. Esta experiência reforça a sua expectativa de sucesso e, por outro lado; Definiu um procedimento que permite a permite chegar mais perto dos seus objetivos com pequenos passos.

Você é o seu maior adversário?

Sinto que muitas vezes os meus clientes batalham contra eles mesmos. Muitos deles têm ouvido de outras pessoas, há décadas, que são gordos; e, obviamente, as suas tentativas de dieta em muitos casos só mostraram muito claramente que não são capazes de atingir a sua meta. Cada revés e cada falha ao longo do caminho são uma confirmação negativa que corresponde às expectativas e parece provar que qualquer dieta que tente será inútil.

Novamente, são estes os filtros. Muitas impressões externas negativas, bem como muitas das nossas decepções, posteriormente, levaram-nos a interpretar o nosso ambiente e nossas ações de uma maneira muito específica. Já viu alguma celebridade, alguma garota IT, como muitas se chamam a elas mesmas? Muitas delas não podem fazer nada particularmente bem, e através da cirurgia plástica parecem ter "cortado" tanto todo o lado humano tenha desaparecido. No entanto: Estas jovens (não faço ideia de como se chama a espécie masculina de IT-Girls), aparecem com frequência em programas de TV, andam por tapetes vermelhos e, em alguns casos, atingem um certo nível de prosperidade e fama.[3]

Como é que as pessoas, sem nenhuma habilidade especial, conseguem a nossa atenção por algum tempo? Isso acontece apenas porque, por um determinado tempo,

---

[3]No entanto, o infeliz o fato também é que essas pessoas têm uma meia vida muito curta, até que desaparecem da percepção pública, apenas para reaparecer anos mais tarde nas manchetes, como celebridades empobrecidas, viciadas.

eles alinham os seus mecanismos de filtragem de certa forma, para que tudo útil e em conformidade com o seu sonho, receba prioridade.

Deve desenvolver essa capacidade com o seu peso. Conscientemente, comece a perceber todas as pequenas mudanças e até mesmo os seus sucessos mais pequenos no processo da sua perda de peso. Escreva-as diariamente e em seguida leia em voz alta. Desta forma, vai dizer ao seu subconsciente que isto é importante para si. Irá programá-lo para filtrar as informações para dar-lhe apoio no processo de alcançar o seu objetivo.

O trabalho diário no seu novo programa

Assim como precisa de trabalhar na redução da sua obesidade todos os dias, também é importante que trabalhe nos seus programas internos, todos os dias. Não precisa de um computador para fazer isso. Tudo o que precisa é apoiar a sua motivação todos os dias e estar consciente da razão porque está colocando tanto esforço em tal objetivo. Ao fazer isso, criará uma fundação, que irá ajudar a sua perseverança, sempre que se torne particularmente difícil continuar com o seu programa.

Como começa o seu dia? Quando o alarme dispara, pergunta-se porque chegou o amanhã novamente; Porque é que o alarme não avariou durante a noite, para que pudesse dormir mais um pouco?

Se for esse o caso, pode haver várias razões. Pode ser porque se deitou muito tarde. Se for esse o caso, deve estar ciente de que a falta de sono é uma razão importante para a obesidade. Se dormir o suficiente (ir para a cama cedo o suficiente), apenas isto pode contribuir significativamente para a redução de peso.

Se não sofre de um excesso de peso significativo, também deve considerar que pode estar afligido por apneia. Isto leva a pequenas interrupções na respiração durante o sono. Em casos extremos, pode provocar asfixia, mas de qualquer forma, reduz bastante a qualidade do sono e relaxamento e, assim, resulta em um desempenho limitado no dia seguinte. Uma visita do médico é altamente recomendada.

Claro, pode ser apenas por não querer levantar-se, porque não está ansiosa pelo próximo dia e as suas oportunidades e experiências; talvez está a supondo já de manhã – este dia, como tantos no passado – não vai trazer nada de bom.

No entanto, isto, cabe a você. Tome alguns minutos todas as manhãs, antes de se levantar ou imediatamente depois e responda às seguintes perguntas:

- O que me proporciona gratidão na minha vida?
- O que me faz feliz na minha vida?
- Quanto sucesso já obtive com a minha perda de peso?
- O que posso fazer hoje para me aproximar do meu peso ideal?
- O que ou quem me poderia apoiar a conseguir o meu objetivo?
- Como será a minha vida depois de alcançar o meu objetivo?

Comece o seu dia assim e vai notar que o seu trabalho em prol do seu peso-alvo será consideravelmente mais fácil.

Desejo-lhe todo o sucesso possível,

Atenciosamente,
Mark Besser